I0071090

Furiani

T91
20

Te $\frac{91}{20}$

764

MONSIEUR GUASCO

PROFESSEUR EN CHIRURGIE, ET CHIRURGIEN
Surnuméraire de la Elemosineria Apostolica,

Réfuté par lui-même,

OU

RÉPONSE

A LA BROCHURE QU'IL A PUBLIÉE A ROME.

PAR

NOEL FURIANI

DOCTEUR EN CHIRURGIE.

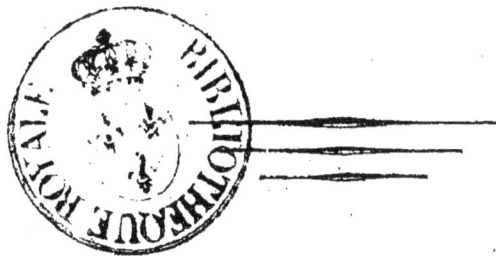

BIBLIOTHÈQUE ROYALE

BASTIA 1825.

Nella Stamperia FABIANI)(STEFANO BATINI, Stampatore
del RE.

On vient de publier contre moi un libelle, dans lequel les bienséances ne sont pas plus respectées que la vérité.

L'auteur a su allier dans cette composition vraiment originale, l'érudition à la bonne foi, le bon sens à l'urbanité ; quoiqu'entièrement absorbé par les graves occupations qui le retiennent à Rome, il a cependant eu l'adresse, de surveiller de là le mode de traitement suivi par trois Médecins à Bastia dans la dernière maladie de feu Madame Santelli sa sœur ; et comme il a deviné nos opérations avec une sagacité presque miraculeuse, il nous a aussi jugés avec une sévérité impitoyable.

Qualifié par lui de chirurgien ignorant, d'empirique, d'homme barbare etc. etc. j'avoue cependant, que je ne serai pas aussi sévère pour lui ; et si je n'avais eu à repousser que des injures, quelques grossières qu'elles soient, un silence indulgent eut été ma reponse. Mais Monsieur le *Surnuméraire dell'Elemosineria Apostolica* a outragé la vérité, plus qu'il n'a voulu m'outrager moi-même : il a sur-tout poussé la mal-adresse jusqu'à prêter à M.ᵣ le Docteur Viale une relation mensongère de la maladie de Madame Santelli ; et par un système tout-à-fait nouveau, au lieu d'accomoder les doctrines aux faits, il a accomodé les faits aux savantes, et nombreuses autorités, qu'il a si complaisamment rapportées.

J'entrevois de loin le but de cet obligeant procédé

mais si on ne voulait que faire preuve d'une erudition
étalée avec tant d'opportunité : si sur-tout on était pressé
du besoin de me dénigrer dans l'opinion de mes concito-
yens ; enfin si on désirait se faire précéder dans sa Patrie
par une production brillante, (et ce libelle l'est au su-
prême dégré) quelle nécessité d'associer M. Viale à une
attaque si étrange, et si calomnieuse ? Heureusement
pour moi les injures ne sont pas des raisons, et l'im-
posture ne peut pas prévaloir sur la vérité.

Opposons donc un récit véritable, un récit dont la
sincérité sera garantie par des témoignages incontesta-
bles à la fabouleuse histoire que M. le *Surnumiéraire*
a faite de la maladie de sa sœur, et du traitement
suivi pendant cette maladie.

Les faits une fois rétablis, nous verrons s'écrouler
cette échaffaudage d'erudition déplacée que vient d'ele-
ver M. Guasco : ce docteur lui-même sentira peut-être
avec les Gens de l'art, qui voudront bien lire cet écrit,
combien il est ridicule de prendre un ton si doctoral ,
si emphatique , de mettre à contribution tant d'au-
teurs pour prouver des théories devenues aujourd'hui
triviales : peut-être arrivera-t-il aussi, que nous le
convaincrons lui-même d'ignorer les principes qu'il
est si empressé de nous apprendre : Bien plus, qu'en
admettant que sa relation fut vraie sur quelques points,
les conséquences qu'il lui a plu d'en tirer, sont dia-
métralement opposées à celles qu'en aurait déduites un
professeur qui aurait parlé avec moins d'assurance, et
plus de véritable instruction.

Commençons d'abord par prouver que la relation que M. Guasco prête à M. le docteur Viale, n'est pas l'ouvrage de ce médecin, qu'il l'a dénaturée, et alterée presque dans son entier. (a)

Que si pour justifier cette infidélité, et pour l'accomoder à ses projets de diffamation, il alléguait ainsi qu'on a voulu me le faire entendre, que plusieurs particularités lui ont été relatées par quelques-uns de ses parens, quelle idée donnerait-il de son discernement? et comment excuser un médecin, qui en juge trois autres sur des rapports superficiels, et faits par des gens qui ne sont rien moins que des docteurs aux yeux de M. Guasco lui-même.

Laissons donc les récits fabuleux, pour exposer des faits vrais et prouvés.

(a) M. le docteur Viale ayant eu connaissance à Rome du libelle de M. Guasco, s'est empressé d'écrire à son frère M. Sauveur Viale juge d'instruction, une lettre que celui-ci m'a communiquée, et que je transcris ici sans aucun commentaire.

Roma 14 Aprile 1825.

CARO SALVADORE.

L'altro jeri ritornando a casa con Ristori, trovai che Guasco mi aveva fatto trasmettere un suo opuscolo, ove con mia grande sorpresa, e con non minore dolore trovai che il medesimo erasi servito del mio nome per avvalorare le contumelie che egli scaglia contro Furiani.

Si dirà che io sono l'autore di quella storia a cui Guasco ha apposto il mio nome, e che per conseguenza a me si debbono addebitare tutte quelle ingiurie, di cui essa è ribboccante.

Le 16 Juin à 8 heures du soir., feu Madame Santelli âgée de 47 ans, d'un tempérament nerveux, et irritable, fut attaquée d'étranglement à une hernie crurale, qu'elle portait depuis quelques années sans aucune précaution.

Je fus mandé deux heures après. On avait déjà prescrit des secours convenables.

Si è verissimo che a Guasco il quale mi richiedeva della malattia di sua sorella, io scrissi una lettera su questo particolare, ma questa era soltanto la pura storia del male, E NON QUALE GUASCO LA VUOLE FAR CREDERE, e tutto che in essa le virgole in margine, ed il mio nome apposto in una nota, debbono fare credere che sia stata trascritta verbalmente dalla mia lettera, pure non ostante, non vi ha UNA SOLA PAROLA DI MIO, essendo stata compilata nella minor parte dietro quello che io avevo scritto. Io nella pubblicazione di questo fascicolo non sono stato in nessun modo interpellato, il tutto è stato eseguito di nascosto e col massimo secreto; a me non ne è stato dato copia che quando si è saputo che esso era già stato pubblicato costì, e Guasco inconsideratamente agendo si è servito del mio nome, e di una mia lettera confidenziale senza averne fatto con me il minimissimo cenno, giacchè io non avrei mai sofferto di esser gratuitamente messo a parte di tante inurbanità, che io altamente disapprovo.

Io vi prego di far conoscere agli amici costì questi miei sentimenti, e di farli ricredere da qualnnque opinione sinistra che essi abbiano concepito di me.

Signé B. VIALE.

La lecture de cette lettre explique, ce me semble, biens des choses. M.r le juge Viale sur la prière du docteur son frère me la communiqua et me dit d'abord qu'il m'aurait autorisé à la rendre publique, si toutefois il n'en recevait pas bientôt une autre de son dit frère pour moi. Depuis il a paru revenir de cet avis: mais devais-je me priver d'un moyen si légitime et si péremptoire de justification quand j'ai été attaqué avec si peu de bonne foi? AMICUS PLATO SED MAGIS AMICA VERITAS.

D'ailleurs cette publication est devenue indispensable depuis que j'ai

La malade se plaignait de légères coliques, de nausées auxquelles succéda plus tard un peu de vomissement, dû plutôt à une irritation nerveuse qu'à l'arrêt des matières, et à une disposition inflammatoire : le ventre était sans tension, et sans douleur : la hernie se présentait sous la forme d'une tumeur assez considérable point tendue, et qu'on pouvait toucher sans exciter la moindre sensation douloureuse.

---

appris que M.ʳ Viale me reprochait, dit-on, dans sa relation à M.ʳ Guasco deux choses assez essentielles.

1.° Qu'aussitôt que j'arrivai près de la malade j'esseyai d'opérer par le TAXIS la réduction de la hernie; et que le peu de succès de cette première tentative m'obligea à répéter la même opération après la saignée et le bain général.

2.° Que lui docteur Viale peu content de la manière avec laquelle je pratiquais le TAXIS, m'aurait invité à agir avec plus de modération.

Sur le premier point, l'histoire de la maladie qu'on ne peut contester prouvera le contraire. M.ʳ Viale se serait sans doute trompé en prenant l'exploration que j'ai faite de la tumeur pour un TAXIS : j'ai la certitude qu'il ne contesterait pas cette vérité en ma présence; mais d'ailleurs le point essentiel est qu'il ne dit pas que la hernie fut enflammée et douloureuse; or alors n'en déplaise à M.ʳ Guasco, le TAXIS pouvait être pratiqué non seulement deux, mais même trois fois etc.

» Lorsque rien n'indique l'irritation, ni une inflammation aigue l'on peut » tenter, multiplier les efforts pour opérer le TAXIS, et on les voit sou- » vent couronnés de succès. „ Dictionnaire des siences médicales. C'est aussi l'opinion de Brechet, de Gimbernat et de tous les bons Praticiens.

M. Viale n'a pas dit non plus : que l'application du TAXIS faisait pousser à la malade DELLE ALTE E PENETRANTI GRIDA : que je me suis opposé à l'emploi convenable des SAIGNÉES, que j'ai trop retardé l'OPÉRATION CHIRURGICALE. Ces particularités si importantes dans l'histoire de la maladie,

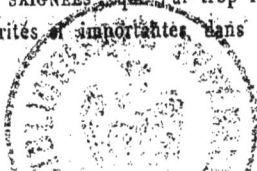

L'indolence de la tumeur, et de l'abdomen, m'enga-
gèrent à pratiquer le *taxis* après un bain général et
l'application de quelques sangsues à la région herniaire.
Cette douce et méthodique manipulation exercée pendant 25 minutes, en présence de M.M. les docteurs
Santini et Viale, fut supportée par la malade sans la
moindre marque de souffrance : ensuite l'état de la tumeur ne me laissant entrevoir aucune espérance de réduction par des nouvelles tentatives, j'ordonnai des fo-
mentations sur l'abdomen, un cataplasme émollient
sur la hernie, et des lavemens de la même nature. Je
convins en même tems avec M.M. Santini, et Viale,
de pratiquer les saignées proportionnées pour l'instant
à la constitution de la malade, et dans la suite aux
symptômes inflammatoires qui pouvaient se manifester
d'un moment à l'autre.

Les mêmes coliques, le même vomissement conti-
nuèrent à inquiéter la malade sans autre accident ni
exaspération jusqu'au lendemain 27.

---

sont donc des inventions obligeantes de M. Guasco. Celà étant prouvé, je
lui demande : que veut-il qu'on pense de lui et de son ouvrage ?

Quant à la deuxième circonstance je serais bien étonné qu'elle vint de
M. Viale : si celà était j'en appellerais à sa loyauté, il ne soutiendra pas
de m'avoir fait cette observation. J'ajouterai même que le fait est invraisem-
blable ; nous n'étions pas en position, lui de me faire, moi de supporter
une RÉMONTRANCE si inconvenante et si peu méritée.

Mais, dira-t-on, si le fait n'est pas vrai, pourquoi M. Viale l'aurait-il
écrit à M. Guasco ? je n'en sais rien ; mais je dirai à mon tour, pourquoi
s'il avait écrit d'abord dans ce sens, écrit-il ensuite la lettre qu'on vient
de lire ? je n'en sais rien non plus : je relate les faits : le lecteur jugera.

Dans le matin de ce jour le vomissement rendu plus fréquent, les coliques plus inquiétantes, l'abdomen légèrement tendu, déterminèrent aussitôt M.M. Santini et Viale, à la pratique d'une saignée ; à laquelle j'ajoutai le bain général, et proposai en même tems l'herniotomie, que l'on convint de pratiquer à 5 heures du soir.

Le moment venu, l'honorable praticien M. le docteur Santini nous observa, que les accidens inflammatoires, qui nous avaient décidé à l'herniotomie avaient complètement disparu : en effet, les coliques considérablement diminuées, le vomissement très-rare, l'abdomen rendu à son état de souplesse primitive, l'état de tranquillité où se trouvait la malade, tout faisait concevoir les plus belles espérances. D'après cette sensible amélioration, on fut d'accord de suspendre l'herniotomie, et on continua l'usage des mêmes moyens relàchans.

Elle passa la nuit sans autre accident : elle éprouva en s'éveillant d'un sommeil assez tranquille, des affections nerveuses qui firent soupçonner la gangrène ; mais à l'examen de la tumeur et de l'abdomen, j'assurai mes collègues que cette crainte était sans fondement, car là tumeur était cette fois-ci légèrement renitente, et douloureuse au toucher : c'était le 28 à 4 heures du matin : on institua l'opération chirurgicale : ce fut le moment fatal pour la malade, elle en reçut une impression telle, qu'à l'instant un bouleversement général, et le desordre de toutes les fonctions vitales, nous

firent trembler pour son existence. Tout en consentant
à se soumettre à l'opération , elle fut tellement frap-
pée de l'imminence du danger, que je fus obligé d'at-
tendre quelques minutes pour lui donner le tems de
se remettre.

L'opération ne fut ni longue ni laborieuse. L'intestin (b) était un peu rouge , comme il doit l'être, quand
il a souffert étranglement.

Aucune opération de ce genre ne m'a promis au
moment de la réduction un succès plus heureux , et
néanmoins la malade est morte en moins de 48 heures
dans les mêmes accidens qu'elle éprouvait avant que
de se faire opérer. Après l'opération les coliques conti-
nuèrent à l'inquiéter au même dégré , les vomissemens
se succédaient uniquement à la plénitude de l'esto-
mac, qui ne rejettait que les substances fluides qui
composaient sa boisson ordinaire : la plénitude intesti-
nale elevait de plus en plus le ventre : les tisanes laxa-
tives , les lavemens ne purent vaincre la suppression
des selles : tout ce qu'on introduisait par le rectum
était complètement retenu, les lavemens les plus aptes
à reveiller le mouvement péristaltique des gros intes-
tins, étaient administrés sans succès. On en composa
en dernier lieu quelques-uns avec une décoction de
séné tenant en solution, deux onces de sel d'épson, mê-
lée à deux onces d'huile de ricin, et de pareils lavemens n'excitaient pas même leur évacuation.

(b) C'était le cœcum distendu des matières gazeuses.

Les anxietés commencèrent, et la malade expira le soir du 29 juin sans avoir jamais rien rendu par les voies ordinaires, sans vomissement de matières bilieuses et fécales, et sans le moindre indice de gangrène. (c)

(c) *A Monsieur le docteur Santini, professeur au Collège de Bastia.*

TRÈS-RESPECTABLE AMI.

Je suis dans la nécessité de donner au Public l'histoire de la dernière maladie de feu Madame Santelli, dans laquelle je suis intervenu comme chirurgien opérateur.

J'ai l'honneur de vous soumettre cette relation avec la prière de me faire connaître votre opinion sur les faits qui y sont narrés, et de me permettre en même tems de rendre public l'avis que vous aurez émis sur cette production.

Agréez l'expression sincère des sentimens de mon estime et de mon amitié.

FURIANI.

Bastia 9 Mai 1825.

A Monsieur Furiani docteur en chirurgie.

MON CHER AMI.

Par la lettre que vous avez bien voulu m'écrire le 9 de ce mois, vous me demandez, si l'histoire de la dernière maladie de feu Madame Santelli, née Guasco, que vous m'avez communiquée, a été rédigée d'après les symptômes que nous avons observés pendant le traitement. J'ai la satisfaction de pouvoir vous annoncer que je l'ai trouvé tout-à-fait conforme à la vérité.

Je suis peiné néanmoins de vous voir dans la nécessité de me proposer une pareille question. Mon cœur se réfuse à rappeller le souvenir de ce qui m'a causé tant d'affliction. Aussi m'abstiendrai-je d'entrer dans tous les détails rélatifs à l'objet dont il s'agit. Je dirai seulement, que la tumeur

Comme on vient de le voir , et comme je l'ai déjà dit, la maladie dont j'ai tracé l'histoire n'a rien de commun avec le cas pratique rapporté dans le libelle publié à Rome.

L'on a supposé le cas d'une hernie enflammée et douloureuse., comme si l'organe primitivement irrité n'eut été étranglé qu'à raison de l'augmentation du volume déterminé dans son tissu par une enterite qui n'a ce-

---

de la hernie en question n'était nullement enflammée , et que par conséquent elle n'était point douloureuse sous l'attouchement ; que le TAXIS n'a été pratiqué qu'une seule fois , et qu'il l'a été avec toute la délicatesse , et l'attention possible ; après une saignée et le bain entier à une douce température. Pendant ladite manœuvre la malade n'a pas exprimé la moindre marque de souffrance : je dirai enfin que la herniotomie fut exécutée avec une promptitude et une dextérité admirables : l'intestin fut bientôt débridé et aisément reduit : on le trouva simplement atteint d'une légère inflammation,

Il faut regarder l'imprimé de M. Guasco , comme l'effet du violent chagrin qu'a dû lui causer la perte d'une sœur qu'il chérissait tendrement et qui, certes, n'était que trop digne d'une plus longue vie. Sa douleur a dû être d'autant plus vive qu'il a été induit en erreur sur la nature des faits qui ont accompagné la maladie ; mais j'espère que ces vifs regrets de M. Guasco recevront un soulagement assez doux , et assez durable lorsqu'il saura (et je le prie d'ajouter entièrement foi à ce que j'ai l'honneur de lui dire) que Madame sa sœur a été traitée par des professeurs très-attachés à elle et à sa famille, que les faits sur lesquels il a basé son mémoire n'ont pas été tels qu'on le lui a racontés ; et qu'enfin c'est la force de la maladie , et plus encore l'extraordinaire sensibilité de feu Madame sa sœur qui ont enlevé cette excellente mère de famille à lui, à son époux, à ses enfants, et à tous ceux qui avaient eu l'occasion d'apprécier le mérite de sa belle ame.

Votre très-affectionné

SANTINI.

pendant ni précédé, ni accompagné, ni suivi de près l'étranglement : cet accident venant de naître dans un état de parfaite santé, l'inflammation n'avait pas encore eû le temps de s'établir au moment de ma première visite, et son lent développement n'a commencé que trente heures après l'étranglement.

En établissant un fait faux, en dénaturant le caractère de la maladie, on dirige mon mode de traitement selon ses vues critiques : et pour ne pas déroger au système adopté, on commence par me faire pratiquer le *taxis* à ma première visite, tandis que je me suis borné alors à une simple exploration pour reconnaître dans les dispositions locales de la hernie, et dans ses qualités sensibles, sa nature et son espèce.

Ce *taxis*, je ne l'ai exercé qu'après la saignée et le bain général dans un moment d'indolence très-manifeste de la tumeur et de l'abdomen, sans que la malade en souffrît la moindre douleur, comme elle nous l'attestait par ses réponses aux questions qu'on lui adressait sur cet objet ; et cependant contre toute vérité on m'a prêté les opérations les plus étranges, les intentions les plus bizzares, les plus inconcevables.

M. le *Surnuméraire* a vu, suivi, analisé, les moindres mouvemens de ma main, mes attitudes, celles de la malade, le dégré de force que j'ai employé dans l'opération ; il a compté les cris de la patiente : deux médecins témoins de ces actes de barbarie restent spectateurs bénévoles, et non moins barbares que moi, dans toute cette scène révoltante.

Mais, Docteur, vous qui voyez et entendez si bien quoique de si loin, vous ne savez donc pas que la malade, je le répéte, n'a pas proféré un cri, un gémissement qui dénotât la moindre douleur causée par le *taxis* ?

Ignorez-vous que personne n'a vu ma main dans l'instant de l'opération, et que la décence m'avait prescrit de la dérober aux regards même des assistans, en la voilant sous le drap qui servait de couverture à la malade ?

Et dès lors ne craignez-vous pas qu'il y ait un peu de ridicule à juger ainsi de Rome ce qui se passe à Bastia dans l'intérieur d'une chambre en présence de peu de personnes, qui elles-mêmes ne peuvent pas avoir vu ce que vous leur faites dire si gratuitement ?

Ces faits controuvés, vous étaient nécessaires comme une transition à l'étalage puéril d'une érudition déplacée.

A la mode de M. *Purgon* dans le malade imaginaire. M. Guasco fait une longue énumération des inconvéniens attachés au *taxis* des hernies enflammées, comme s'il y avait besoin d'être aussi savant que lui pour reconnaître ce qu'il n'est plus depuis long-tems permis d'ignorer même à ceux qui sortent à peine des écoles.

Mais allons plus loin : que prouvent toutes ces autorités, toutes ces théories, toute cette science ? que l'usage meurtrier du *taxis* dans les hernies enflammées n'a d'autre résultat que de meurtrir les parties des viscères contenus dans la hernie, d'accroître leur irritation, de les ecchymoser, et quelque fois de les rompre? Dans notre cas, l'intestin n'a présenté à l'examen, qui en a été fait, aucune de ces dispositions, et de l'aveu même du Libelliste, il n'était qu'enflammé. Ainsi si le viscère était dans cet état après 34 heures de constriction, est-il raisonnable de supposer que l'inflammation existât déjà au moment que le *taxis* fut pratiqué? et si cette inflammation n'existait pas alors, que deviennent tant de belles citations, tant de savantes autorités, tant d'érudition si mal employée, et sur-tout comment justifier tout le fiel qu'on répand sur moi, toutes les injures qu'on me prodigue?

M. le Docteur, à l'avenir, soyez moins prompt à donner des leçons, ou si vous en donnez ne vous amusez plus à prouver que deux et deux font quatre; soyez moins prodigue d'injures, ou si vous éprouvez le besoin d'en dire, ne vous exposez plus à les voir retorquer avec succès contre vous.

Que dirons-nous aussi de l'aigreur avec lequel il examine les autres parties du traitement suivi dans la maladie dont il s'agit?

Un praticien qui a de la sagacité naturelle et acquise ne se permet pas de prononcer condamnation sur le fondement qu'on peut avoir trop, ou trop peu saigné dans une maladie qu'il n'a pas sous les yeux: il doit savoir que l'emploi des saignées est proportionné à l'état de l'individu et de la maladie, raisonnablement calculé par des médecins habiles, Or dans notre cas M.M. Santini et Viale, exclusivement chargés de cette partie du traitement, ont dû comme ils l'ont fait, se régler sur la constitution individuelle, et sur l'intensité du mal.

Nos efforts, il est vrai, n'ont pas été couronnés de succès ; mais inférer de là que les saignées ont été négligées n'est-ce pas s'exposer au ridicule du Docteur *Sangrado* qui attribuait toujours la mort des malades à ce qu'on ne leur avait pas assez tiré de sang, ni fait boire assez d'eau chaude ? Voilà pour ce qui regarde les saignées.

Venons maintenant à la troisième partie de la *Thèse* : le retard à opérer l'herniotomie.

» L'époque à laquelle il faut nécessairement opérer,
» est pour les hernies médiocrement irritées, celle ;
» où des symptômes de vive inflammation commencent
» à se manifester. »

Le chirurgien doit se défendre d'une précipitation qui lui ferait pratiquer une opération inutile et d'une temporisation trop prolongée, qui rendrait toutes ses tentatives infructueuses.

En effet, dès qu'on n'a plus rien à espérer des médications internes, et externes, l'opération seule présente quelque chance de salut qu'il faut s'empresser de saisir.

Dans le cas en question 16 heures après l'étranglement, le vomissement, et les coliques rendues plus intenses, l'abdomen légèrement tendu, nous décidèrent à l'herniotomie ; nous avions eu soin de prémet-

tré l'emploi d'une saignée et d'un bain général par les-
quelles avaient été dissipés les accidens qui en avaient
déterminé l'usage : on obtint ainsi un soulagement assez
considérable pour nous faire espérer la reduction naturelle des viscères contenus dans la hernie, et l'on
se détermina tous d'accord à différer l'opération chirurgicale, dont la nécessité actuelle, n'existait plus
à la cessation des symptômes inflammatoires.

Dès que cet état de calme et de bien être fut trou-
blé par le renouvellement des mêmes accidens, l'opération fut instituée sans autre retard, et parvenu aux
viscères étranglés, l'on observa que l'intestin *cœcum*,
comme nous l'avons déjà dit, était atteint d'une légère
inflammation conservant l'intégrité de son organisation
dans toutes ses parties, et ne présentant aucune de
ces altérations organiques qu'on ne peut éviter par l'application d'un *taxis* immodéré ; et aucune de ces dispositions gangrêneuses, qui sont le résultat d'une temporisation trop prolongée. Ce fait est réel, l'auteur du
libelle en convient, lui-même, puisqu'il ne donne à
l'intestin *cœcum* pour toute lésion qu'un état inflammatoire représenté par une couleur *rosso fosco*.

A présent que M. le *Surnuméraire* s'accorde avec lui-
même : si l'intestin était déjà la proie d'une forte inflammation, lors de l'étranglement : dans quel état ne
devait-il pas être après 34 heures de constriction, et
sur-tout après un double *taxis*; ou après un *taxis*
aussi immodéré que celui qui décrit l'éloquent libelliste.
Il ne faut certes pas être aussi docte que lui pour se

BIBLIOTHÈQUE NATIONALE R F.

convaincre que dans ce cas l'inflammation aurait dû
être effrayante.

En effet le *taxis* ayant été *indebitamente praticato*, *le
deplexioni sanguigne trascurate*, *l' erniotomia troppo tar-
di eseguita* on aurait dû trouver l'intestin meurtri ,
ecchymosé, menacé ou frappé de gangrêne , et non
pas simplement d'une couleur *rosso fosco* : et c'était
ainsi que M. le *Surnuméraire* aurait dû se tirer d'af-
faire. Il fallait inventer la gangrêne , comme on a inventé la hernie inflammée et douloureuse, les actes de
barbarie , le défaut de saignées etc. etc. Un mensonge
de plus n'aurait pas rendu le Libelliste plus odieux
et du moins le *Surnuméraire* n'eut pas lui-même révélé
sa faiblesse ; il n'eut point perdu le fruit d'une composition si savante ; il n'eut pas donné lieu à l'application de ces deux vers de la Fontaine dans certaine
fable dont je ne veux pas par discretion nommer les
personnages , mais que tout le monde connait.

> » *Un petit bout d'oreille échappé par malheur*

> » *Découvrit la fourbe et l'erreur.*

En résumé, le Docteur *Surnuméraire* a forgé ou au
moins dénaturé dans les parties les plus importantes
l'histoire de la maladie de sa sœur ; et je lui oppose
une relation vraie et prouvée ; il a inventé une hernie
enflammée , et il a ensuite lui-même par une ingénuité
d'écolier prouvé qu'elle n'était pas telle.

Il m'a prêté un mode de traitement qu'on ne pardon-

nerait pas à des Cannibales : et cependant M.M. les
Docteurs Santini et Viale ont porté un jugement bien
différent. Il a, pour le plaisir de me calomnier, taxé
aussi ces deux Messieurs d'impéritie et d'inhumanité ;
et tout le monde sait ici à quoi s'en tenir à leur égard:
Il nous a tous les trois jugés de Rome, et son libelle
prouve que même étant présent, il n'eut point porté
un jugement plus sain, ou plus raisonnable.

. Enfin, *taxis* pratiqué sans opportunité avec barbarie,
et malgré les cris que la douleur arrachait à la malade; sang épargné, herniotomie trop retardée, toutes
ces ingénieuses allégations ne pourront plus maintenant
faire de dupes; on saura les apprécier à leur juste
valeur, aussi bien que l'étalage puéril d'une erudition
ridicule.

. Quant aux nombreuses injures dont sa politesse me
gratifie, elles retournent toutes à leur source : car s'il
a voulu se faire précéder en Corse par cet échantil-
lon de son savoir faire, il n'a certes pas fait preuve
ni de modération, ni de judiciaire, ni de loyauté, ni
de talent.

Que s'il a cédé contre moi à un ressentiment causé
par *quelques mots* avec lesquels j'avais repoussé des injures grossières dont il m'avait une autre fois gratifié, je
l'engagerai de nouveau à moins écouter les passions
haineuses : elles donnent toujours de mauvais con-
seils. (d)

(d) Les parents de M.ʳ Guasco prétendent que celui-ci n'eut point
publié son libelle, si de mon côté je ne l'eusse appelé SCOLARO SENZA

Mieux eut donc valu ne pas écrire, ne pas sortir d'une salutaire obscurité : puisse-t-il du moins profiter de ce conseil en d'autres circonstances : puisse-t-il ne plus éprouver le besoin de calomnier, et de calomnier avec autant de maladresse.

Pour moi, quoiqu'il fasse, il n'obtiendra plus de ma part qu'un profond silence, seule réponse convenable à certaines productions.

J'ai dû rétablir les faits trop méchamment dénaturés. Je crois avoir prouvé l'injustice de l'attaque et l'impéritie de l'agresseur : ma tâche était facile à remplir, et mon ingénieux adversaire est un de ces hommes avec lesquels on n'a pas besoin de calomnier pour avoir raison.

LUMI dans un billet que j'écrivis à une personne qui m'avait communiqué une lettre forte incivile de M.ʳ Guasco.

Ce prétexte serait bien futile pour autoriser contre moi un tel débordement d'injures rendues publiques par la voye de la presse : il est vrai que je me suis servi de ces expressions, mais la lettre de M.ʳ Guasco contenait des qualifications bien autrement injurieuses, Les titres d'IGNORANT de CARNEFICE m'étaient donnés avec une profusion dégoutante. Au reste mon billet ne devait pas être public, et ne pouvait faire aucun tort à mon agresseur.

M.ʳ Guasco n'a donc pas été poussé seulement par son ressentiment, mais bien par un motif moins noble.

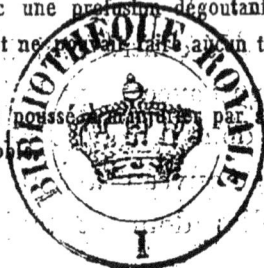

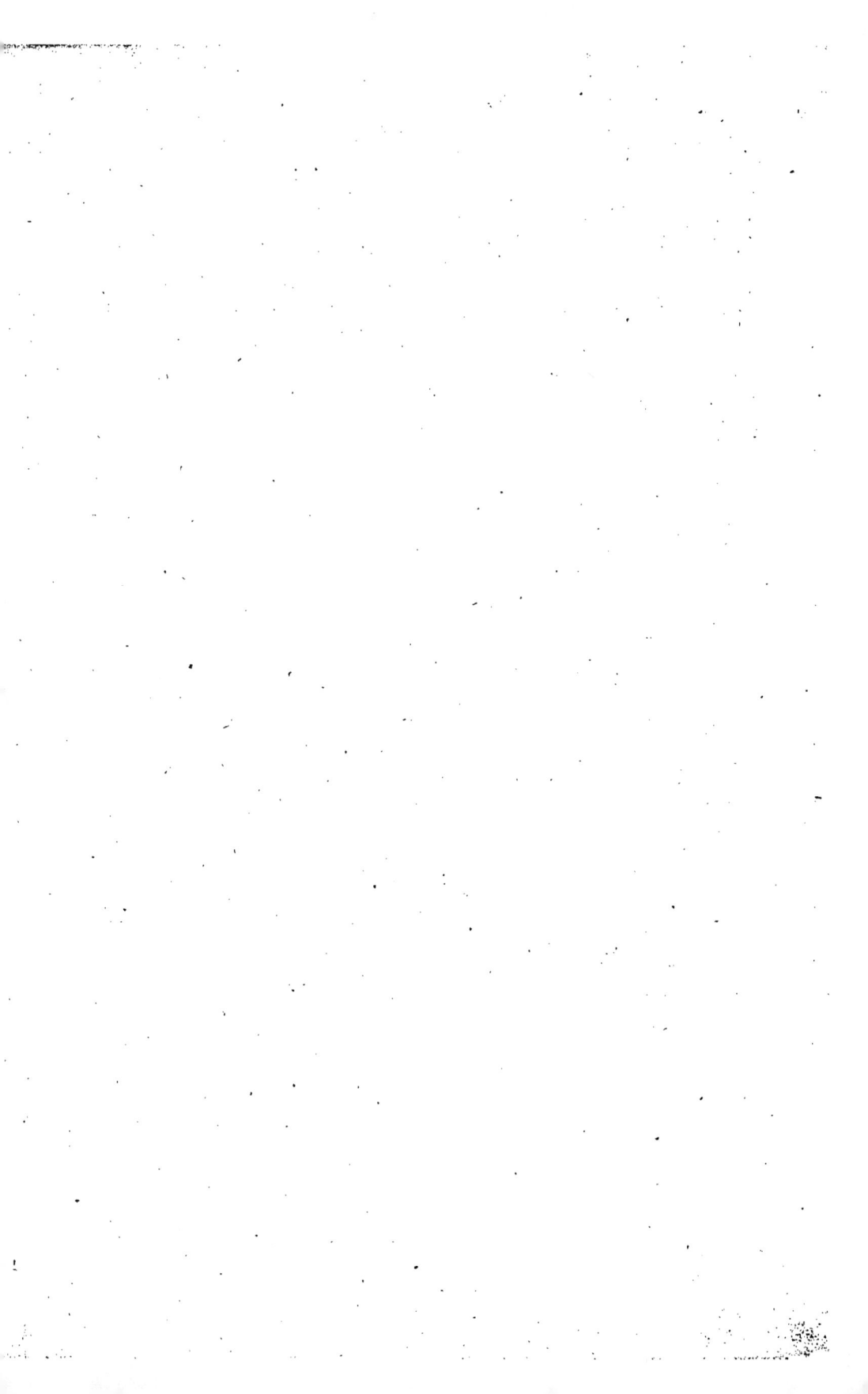

www.ingramcontent.com/pod-product-compliance
Lightning Source LLC
Chambersburg PA
CBHW050434210326
41520CB00019B/5929